DÉMARRER AVEC LES APPAREILS AUDITIFS POUR SENIORS

Un guide destiné aux personnes âgées pour comprendre et gérer la perte auditive et les acouphènes

Andrea Saban

COMPRENDRE LA PERTE AUDITIVE CHEZ LES AÎNÉS

Des millions de personnes dans le monde souffrent de perte auditive, une maladie très répandue et particulièrement fréquente chez les personnes âgées. Selon les estimations, une personne sur trois entre 65 et 74 ans et près de la moitié de tous les adultes de plus de 75 ans souffrent de perte auditive. La qualité de vie d'une personne peut être grandement affectée par la perte auditive, ce qui peut rendre difficile le maintien de son indépendance, la participation à des activités sociales et la communication.

Les surdités de transmission et de perception sont les deux principales catégories.

Un problème avec les ondes sonores atteignant l'oreille interne est à l'origine d'une perte auditive de transmission. L'accumulation de cérumen ou d'autres blocages dans le conduit auditif, ainsi que des blessures au tympan ou aux os de l'oreille moyenne, peuvent en être la cause.

Les dommages aux cellules ciliées, aux nerfs ou aux connexions qui relient l'oreille interne au cerveau peuvent entraîner une perte auditive neurosensorielle. Chez les personnes âgées, il s'agit du type de perte auditive le plus répandu.

Voici les signes les plus typiques de perte auditive :

Avoir des difficultés à entendre les bruits aigus ; demander aux gens de se répéter ; augmenter le volume de la télévision ou de la radio de manière excessive ; avoir du mal à comprendre les discussions, surtout dans des situations chargées ; ressentir des bourdonnements ou des bourdonnements dans les oreilles (acouphènes)

La perte auditive des personnes âgées a plusieurs causes, telles que :

Vieillissement : La cause la plus répandue de perte auditive chez les personnes âgées est la perte auditive liée à l'âge, ou presbyacousie. Elle est provoquée par des modifications de l'oreille interne liées au vieillissement.

Exposition au bruit fort : Le bruit fort provenant des machines, du travail ou de la musique peut endommager les cellules ciliées de l'oreille interne, entraînant une perte auditive.

Conditions médicales : certaines conditions médicales, notamment le diabète, l'hypertension et la maladie de Ménière, peuvent augmenter le risque de perte auditive.

Médicaments : un certain nombre de médicaments, notamment l'aspirine et plusieurs antibiotiques, peuvent provoquer une perte auditive comme effet secondaire.

Hérédité : Des facteurs génétiques peuvent également contribuer à la perte auditive.

Même si avoir une perte auditive peut être difficile, il existe de nombreuses choses que vous pouvez faire pour la gérer et mener une vie épanouie.

L'IMPACT DE LA PERTE AUDITIVE SUR LES AÎNÉS

La perte auditive est une pathologie courante et souvent négligée qui peut avoir un impact important sur la vie des personnes âgées. Cela peut conduire à l'isolement social, à la dépression et même à un risque accru de démence. Voici un aperçu plus approfondi de l'impact de la perte auditive sur les personnes âgées :

Difficultés de communication et isolement social

L'un des impacts les plus immédiats de la perte auditive est la difficulté à communiquer. Les personnes âgées malentendantes peuvent avoir du mal à suivre les conversations, en particulier dans les environnements bruyants. Cela peut entraîner des malentendus, de la frustration et une réticence à socialiser. En conséquence, les personnes âgées malentendantes peuvent se retirer des activités sociales et devenir de plus en plus isolées.

Dépression et anxiété

L'isolement social et les difficultés de communication associés à la perte auditive peuvent contribuer aux sentiments de dépression et d'anxiété chez les personnes âgées. Ils peuvent se sentir gênés par leur perte auditive et éviter les situations sociales. Cela peut conduire à un cercle vicieux d'isolement et de dépression.

Déclin cognitif et démence

Des études ont montré que la perte auditive est associée à un risque accru de déclin cognitif et de démence. Cela peut être dû à la diminution des interactions sociales et de la stimulation mentale pouvant résulter d'une perte auditive. De plus, la perte auditive peut exercer une pression supplémentaire sur le cerveau, car

il doit travailler plus fort pour
traiter les sons.

Chutes et problèmes de sécurité

La perte auditive peut également
augmenter le risque de chutes et
d'autres risques pour la sécurité.
Les personnes âgées
malentendantes peuvent ne pas
être en mesure d'entendre les sons
d'avertissement, tels que les
klaxons ou les alarmes des
voitures. Ils peuvent également
avoir des difficultés à garder
l'équilibre s'ils n'entendent pas
leurs pas.

Impact global sur la qualité de vie

La perte auditive peut avoir un impact significatif sur la qualité de vie globale des personnes âgées. Cela peut rendre difficile la participation à des activités qu'ils aiment, le maintien de relations et la vie indépendante.

Qu'est-ce qui peut être fait?

Il existe un certain nombre de mesures qui peuvent être prises pour aider les personnes âgées souffrant de perte auditive, notamment :

Diagnostic et traitement précoces : Un diagnostic et un traitement précoces de la perte auditive peuvent aider à minimiser les impacts négatifs. Les appareils auditifs et autres appareils fonctionnels peuvent contribuer à améliorer l'audition et la communication.

Soutien social et familial : Les personnes âgées malentendantes ont besoin du soutien de leurs amis, de leur famille et de leurs soignants. Il est important d'être patient, compréhensif et accommodant.

Stimulation cognitive : les personnes âgées malentendantes devraient participer à des activités qui stimulent leur esprit, comme la lecture, les puzzles et les jeux. Cela peut aider à compenser une partie du déclin cognitif pouvant être associé à la perte auditive.

Prévention des chutes : Les personnes âgées malentendantes devraient prendre des mesures pour prévenir les chutes, comme utiliser des rampes, éliminer l'encombrement de leur maison et passer régulièrement des examens de la vue.

La perte auditive est une maladie grave qui peut avoir de profondes répercussions sur la vie des personnes âgées. En comprenant les risques et en prenant des mesures pour gérer la perte auditive, nous pouvons aider les personnes âgées à vivre une vie heureuse, saine et indépendante.

TYPES D'AIDE AUDITIVE

Prothèses auditives contour d'oreille (BTE)

Les contours d'oreille (BTE) sont le type d'aide auditive le plus courant. Ils se portent derrière l'oreille et comportent un tube qui relie un haut-parleur ou un récepteur dans le conduit auditif. Les aides auditives BTE sont disponibles dans une variété de tailles et de styles, et elles peuvent être fabriquées sur mesure pour s'adapter à votre oreille.

Avantages des aides auditives BTE :

Ils sont polyvalents et peuvent être utilisés pour une large gamme de niveaux de perte auditive.

Ils sont durables et peuvent résister à l'usure.

Ils sont faciles à utiliser et à entretenir.

Ils peuvent être améliorés grâce aux nouvelles technologies.

Ils sont souvent plus abordables que les autres types d'aides auditives.

Inconvénients des aides auditives BTE :

Ils peuvent être visibles et ne pas être aussi discrets que d'autres types d'aides auditives.

Ils peuvent être inconfortables à porter pour certaines personnes.

Ils peuvent émettre un feedback, qui est un sifflement qui peut être ennuyeux.

Ils peuvent être plus sensibles à l'humidité et à la poussière.

Dans l'ensemble, les aides auditives BTE constituent une bonne option pour de nombreuses personnes malentendantes. Ils sont polyvalents, durables et faciles à utiliser. Cependant, ils ne constituent peut-être pas le meilleur choix pour les personnes qui souhaitent une aide auditive discrète ou qui s'inquiètent du larsen.

Si vous envisagez une aide auditive BTE, il est important de consulter un audiologiste pour discuter de vos options et trouver l'aide auditive qui vous convient. Un audiologiste peut vous aider à choisir la taille, le style et les fonctionnalités adaptés à vos besoins individuels. Ils peuvent également vous fournir une formation sur la façon d'utiliser et d'entretenir votre aide auditive.

Aides auditives intra-auriculaires (ITE)

Les aides auditives intra-auriculaires (ITE) sont des aides auditives sur mesure qui s'adaptent parfaitement au bol externe de l'oreille. Ils sont disponibles dans une variété de tailles et de styles, notamment en coque pleine, demi-coque et canal. Les aides auditives ITE sont une bonne option pour les personnes ayant une perte auditive légère à modérée qui souhaitent une aide auditive discrète.

Avantages des aides auditives ITE :

Ils sont discrets et ne se voient pas une fois portés.

Ils sont confortables à porter et offrent un bon ajustement.

Ils sont faciles à utiliser et à entretenir.

Ils peuvent être fabriqués sur mesure pour correspondre à votre conduit auditif.

Inconvénients des aides auditives ITE :

Ils ne sont peut-être pas aussi puissants que les aides auditives contours d'oreille.

Ils peuvent ne pas convenir aux personnes souffrant d'une perte auditive sévère.

Ils peuvent être plus sensibles à l'humidité et au cérumen.

Ils peuvent être plus difficiles à régler que les aides auditives BTE.

Généralement, les aides auditives ITE sont une bonne option pour les personnes souffrant de perte auditive légère à modérée qui souhaitent une aide auditive discrète. Ils sont confortables à porter et offrent un bon ajustement. Cependant, ils peuvent ne pas être aussi puissants que les aides auditives BTE et peuvent ne pas convenir aux personnes souffrant de perte auditive sévère.**

Si vous envisagez une aide auditive ITE, il est important de consulter un audiologiste pour discuter de vos options et trouver l'aide auditive qui vous convient.

Un audiologiste peut vous aider à choisir la taille, le style et les fonctionnalités adaptés à vos besoins individuels. Ils peuvent également vous fournir une formation sur la façon d'utiliser et d'entretenir votre aide auditive.

Aides auditives dans le canal (ITC)

Les aides auditives intra-canalaires (ITC) sont de petites aides auditives sur mesure qui s'adaptent parfaitement à la partie inférieure du conduit auditif. Ils constituent une bonne option pour les personnes souffrant de perte auditive légère à modérée qui souhaitent une aide auditive discrète. Les aides auditives ITC sont plus petites et moins visibles que les aides auditives contour d'oreille (BTE), et elles sont également moins sujettes au larsen.

Avantages des aides auditives ITC :

Discret : les aides auditives ITC sont très petites et s'adaptent parfaitement au conduit auditif, ce qui en fait une option discrète pour ceux qui souhaitent éviter la visibilité des aides auditives.

Confortable : les aides auditives ITC sont fabriquées sur mesure pour s'adapter au conduit auditif de l'individu, garantissant un ajustement confortable et ajusté.

Efficace pour les pertes auditives légères à modérées : les aides auditives ITC conviennent aux personnes souffrant de perte auditive légère à modérée, offrant amplification et clarté pour améliorer l'audition.

Inconvénients des aides auditives ITC :

Moins puissantes que les aides auditives BTE : les aides auditives

ITC sont plus petites que les aides auditives BTE, ce qui peut limiter leur puissance et leurs capacités d'amplification en cas de perte auditive sévère.

Nécessite une manipulation soigneuse : en raison de leur petite taille, les aides auditives ITC peuvent nécessiter une manipulation et un entretien plus soigneux pour éviter tout dommage ou perte.

Peut ne pas convenir à toutes les formes d'oreilles : la nature sur mesure des aides auditives ITC peut ne pas convenir à toutes les formes d'oreilles, ce qui peut entraîner un inconfort ou des problèmes d'ajustement.

De manière générale, les aides auditives ITC offrent une solution discrète et confortable aux personnes souffrant de perte auditive légère à modérée. Leur petite taille et leur ajustement serré les rendent moins visibles, tandis que leur conception personnalisée garantit un port confortable.

Si vous envisagez d'utiliser des aides auditives ITC, il est important de consulter un audiologiste pour discuter de vos options et déterminer l'adéquation de ce type d'aide auditive à vos besoins individuels. Un audiologiste peut évaluer votre perte auditive, évaluer l'anatomie de votre oreille et vous aider à choisir la bonne taille, le style et les fonctionnalités pour vos aides auditives ITC. Ils peuvent également vous fournir une formation sur la façon d'utiliser et d'entretenir correctement vos aides auditives.

Prothèses auditives entièrement dans le canal (CIC)

Les aides auditives entièrement dans le canal (CIC) sont le type d'aide auditive le plus petit et le plus discret. Ils s'insèrent entièrement à l'intérieur du conduit auditif, les rendant pratiquement invisibles une fois portés. Les aides auditives CIC sont une bonne option pour les personnes souffrant de perte auditive légère à modérée qui souhaitent une aide auditive invisible.

Avantages des aides auditives CIC :

Discret : les aides auditives CIC sont le type d'aide auditive le plus discret disponible, ce qui en fait un choix idéal pour ceux qui souhaitent éviter la visibilité des aides auditives.

Confortable : les aides auditives CIC sont fabriquées sur mesure pour s'adapter au conduit auditif de l'individu, garantissant un ajustement confortable et ajusté.

Facile à utiliser : les aides auditives CIC sont relativement faciles à insérer et à retirer du conduit auditif.

Inconvénients des aides auditives CIC :

Moins puissantes que les aides auditives BTE : les aides auditives CIC sont plus petites que les aides auditives BTE, ce qui peut limiter leur puissance et leurs capacités d'amplification en cas de perte auditive sévère.

Peut nécessiter un nettoyage plus fréquent : en raison de leur emplacement dans le conduit auditif, les aides auditives CIC peuvent nécessiter un nettoyage plus fréquent pour éviter l'accumulation de cérumen et d'éventuels dysfonctionnements.

Peut ne pas convenir à toutes les formes d'oreilles : la nature personnalisée des aides auditives CIC peut ne pas convenir à toutes les formes d'oreilles, ce qui peut entraîner un inconfort ou des problèmes d'ajustement.

Dans l'ensemble, les aides auditives CIC offrent une solution très discrète et confortable pour les personnes souffrant de perte auditive légère à modérée. Leur petite taille et leur placement dans l'oreille les rendent pratiquement invisibles, tandis que leur conception personnalisée garantit un port confortable. Cependant, il est important de prendre en compte les limitations potentielles en matière d'alimentation et d'exigences de nettoyage pour les aides auditives CIC.

Si vous envisagez les aides auditives CIC, il est essentiel de consulter un audiologiste pour discuter de vos options et déterminer l'adéquation de ce type d'aide auditive à vos besoins individuels. Un audiologiste peut évaluer votre perte auditive, évaluer l'anatomie de votre oreille et vous aider à choisir la bonne taille, le style et les fonctionnalités pour vos aides auditives CIC. Ils peuvent également vous fournir une formation sur la façon d'utiliser et d'entretenir correctement vos aides auditives.

CHOISIR LE BON TYPE D'AIDE AUDITIVE

Choisir le bon type d'aide auditive est un choix crucial qui aura une grande influence sur votre vie. Trouver l'aide auditive idéale pour vous nécessite de prendre en compte vos exigences et préférences uniques, car il existe un large choix de styles, de fonctions et de technologies parmi lesquels choisir. Voici un guide pour vous aider à naviguer dans le processus de sélection :

1. Commencez par consulter un audiologiste : Prenez rendez-vous

avec un audiologiste pour discuter de votre mode de vie et de vos besoins en communication, ainsi que pour faire évaluer votre perte auditive. Pour choisir le type d'aide auditive qui vous convient le mieux, ils évalueront votre niveau d'audition, la structure de votre oreille et votre état de santé général.

2. Tenez compte de l'étendue de votre perte auditive : Les quatre catégories de gravité de la perte auditive (légère, modérée, sévère ou profonde) sont utilisées pour classer les aides auditives. Votre audiologiste vous aidera à évaluer le degré de votre perte auditive et

vous fera des recommandations sur les meilleurs types d'appareils auditifs adaptés à vos besoins individuels.

3. Sélectionnez le style d'aide auditive approprié : contour d'oreille (BTE), intra-auriculaire (ITE), entièrement dans le canal (CIC) et récepteur dans le canal (RIC) sont les quatre. principaux types d'appareils auditifs. Chaque style a des avantages et des inconvénients, en tenant compte d'éléments tels que la visibilité, le confort et les besoins en puissance.

4. Évaluez les fonctionnalités et les technologies : de nombreuses fonctionnalités et technologies sont incluses dans les aides auditives pour faciliter la communication et l'audition. Ceux-ci pourraient comporter une connectivité Bluetooth pour diffuser de la musique à partir de smartphones ou d'autres appareils, des bobines téléphoniques pour la compatibilité avec les équipements d'assistance à l'écoute et des microphones directionnels pour une meilleure compréhension de la parole dans un environnement bruyant.

5. Accordez la priorité absolue au confort et à la convivialité : le confort de port à long terme, ainsi que la facilité d'utilisation et d'entretien sont des caractéristiques essentielles des aides auditives. Pour déterminer le modèle et la taille qui conviennent le mieux à votre conduit auditif, essayez diverses options. Lors de la sélection de vos aides auditives, tenez compte de votre dextérité et de votre niveau de confort avec les petites pièces.

6. Tenez compte de vos goûts et de votre style de vie : Tenez compte de votre routine quotidienne et des lieux que vous visitez. Des

fonctionnalités telles que la résistance à l'eau ou la suppression du bruit peuvent être cruciales si vous êtes une personne active ou si vous passez beaucoup de temps dans des endroits bruyants. Sélectionnez un style d'aide auditive moins visible, comme CIC ou RIC, si la discrétion est un problème.

7. Parlez d'assurance et de coût : Le coût des aides auditives peut varier considérablement en fonction de la conception, des caractéristiques et de la technologie. Consultez votre audiologiste sur les choix de tarification et examinez la

couverture d'assurance pour connaître vos obligations financières.

8. Recherchez les périodes d'essai et les modifications : Avant de faire un choix final, vous pouvez tester différents modèles et fonctionnalités avec la majorité des distributeurs d'aides auditives pendant les périodes d'essai. Travaillez en étroite collaboration avec votre audiologiste tout au long de la durée de l'essai pour affiner la programmation et apporter les ajustements nécessaires afin de garantir des performances optimales.

N'oubliez pas que la sélection de la meilleure aide auditive est une procédure personnalisée qui doit être dictée par vos besoins uniques ainsi que par l'expérience de votre audiologiste. Vous pouvez sélectionner une aide auditive qui vous permet de rétablir une connexion avec le monde auditif avec une réflexion et une assistance approfondies.

CHOIX ET AJUSTEMENT DES AIDES AUDITIVES

Choisir un fournisseur d'appareils auditifs

La sélection d'un fournisseur pour vos aides auditives est un choix important qui peut avoir un impact important sur votre qualité d'audition et votre satisfaction globale à leur égard. Ces informations détaillées vous aideront à choisir le meilleur fournisseur pour vos besoins :

1. Demandez des suggestions : demandez à vos amis, à votre famille, à vos professionnels de la

santé et à vos groupes de soutien des références de fournisseurs locaux d'aides auditives dignes de confiance. Obtenez des avis sur leurs connaissances, le traitement des patients et le niveau général de service.

2. Vérifiez vos qualifications professionnelles : vérifiez professionnellement les références du fournisseur et assurez-vous que les organismes appropriés lui ont accordé une licence et une certification. Recherchez des audiologistes titulaires des titres de compétence de l'Academy of Dispensing Audiologists (ADA) ou

de Hearing Instrument Specialist (HIS).

3. Recherchez des informations en ligne : recherchez des prestataires potentiels à l'aide des documents disponibles en ligne. Comparez leurs services et offres, visitez leurs sites Web et lisez les avis. Prenez note de leurs références, de leurs domaines d'expertise et des scores de satisfaction des patients.

4. Organiser des rencontres avec des experts : Organiser des rencontres avec plusieurs fournisseurs afin de compiler des données et contraster leurs

méthodes. Renseignez-vous sur la procédure d'évaluation, les aides auditives suggérées, les techniques de programmation et les services de soutien continus pendant la consultation.

5. Évaluer les relations et le style de communication : évaluer la manière dont le prestataire est au chevet du patient, son style de communication et sa capacité à expliquer de manière claire et compréhensible les problèmes complexes liés à l'audition. Assurez-vous de bien vous entendre avec eux et d'être à l'aise pour leur parler.

6. Tenir compte de l'accessibilité et de la localisation : Tenir compte de l'accessibilité et de la localisation du prestataire. Assurez-vous qu'ils proposent des services de téléaudiologie ou des visites à domicile si vous avez des problèmes de mobilité. Sélectionnez un fournisseur de services dont les options de planification sont pratiques et adaptées à votre emploi du temps.

7. Obtenez des informations sur les coûts et la couverture d'assurance : parlez dès le départ de la couverture d'assurance et des options de prix. Renseignez-vous sur les

alternatives de financement, les calendriers de paiement et les éventuels frais remboursables. Reconnaître les politiques de facturation et le processus de vérification de l'assurance du fournisseur.

8. Examinez les garanties et les périodes d'essai : avant de faire un achat, vérifiez s'il existe des périodes d'essai disponibles pour essayer diverses fonctionnalités et types d'aides auditives. Renseignez-vous sur la couverture de garantie pour tout service d'entretien ou de réparation connexe ainsi que pour les aides auditives.

9. Obtenez l'avis des patients actuels : dans la mesure du possible, contactez les clients actuels du prestataire pour savoir ce qu'ils pensent de leur expérience globale, de leur niveau de soins et de leur niveau de compétences.

10. Faites un choix réfléchi : sélectionnez le fournisseur qui correspond le mieux à vos besoins, vos goûts et votre budget après y avoir réfléchi. Donnez la priorité à l'expérience du prestataire que vous avez choisi, aux soins centrés sur le patient et à la facilité des relations.

Évaluation des aides auditives

Une évaluation d'aide auditive est une évaluation complète qui vise à déterminer votre perte auditive, à identifier les options d'aide auditive appropriées et à garantir que vous recevez les meilleurs soins possibles. Voici un aperçu détaillé du processus d'évaluation des aides auditives :

1. Consultation initiale et test auditif :

Consultation : Le processus commence par une première

consultation avec un audiologiste. Au cours de cette réunion, l'audiologiste recueillera des informations sur vos antécédents de perte auditive, votre mode de vie, vos défis de communication et vos attentes concernant les aides auditives.

Test auditif : vous subirez un test auditif complet pour mesurer vos seuils auditifs, identifier les zones de perte auditive et déterminer la gravité de votre déficience auditive. Cela peut inclure l'audiométrie tonale pure, l'audiométrie vocale et d'autres tests spécialisés.

2. Discussion des résultats et des recommandations relatives aux aides auditives :

Examen des résultats : L'audiologiste examinera les résultats de votre test auditif et en discutera avec vous en détail. Ils vous expliqueront la nature et l'étendue de votre perte auditive et comment elle affecte votre vie quotidienne.

Options d'aides auditives : en fonction des résultats de vos tests auditifs, de votre style de vie et de vos préférences, l'audiologiste vous présentera des options d'aides auditives appropriées. Ils expliqueront les caractéristiques, les avantages et les limites de chaque type d'aide auditive.

Prise en compte du budget et de l'assurance : l'audiologiste discutera des options de tarification, de la couverture d'assurance et de toutes les dépenses personnelles associées aux aides auditives. Ils peuvent également vous aider à gérer les réclamations d'assurance et les formalités administratives.

3. Ajustement et programmation des aides auditives :

Empreintes auriculaires : Si vous êtes candidat à l'utilisation d'appareils auditifs, l'audiologiste prendra des empreintes auriculaires pour créer des embouts ou des écouteurs personnalisés qui s'adaptent parfaitement à vos conduits auditifs.

Programmation des aides auditives : L'audiologiste programmera vos aides auditives en fonction de votre profil de perte auditive, de votre style de vie et de vos besoins de communication. Ils affinent les réglages pour optimiser la qualité sonore et améliorer votre capacité auditive.

4. Formation et soutien continu :

Démonstration d'aides auditives : L'audiologiste vous montrera comment insérer, retirer et utiliser vos aides auditives. Ils vous fourniront des instructions détaillées sur la façon d'utiliser les différentes caractéristiques et fonctions de vos aides auditives.

Stratégies de communication : L'audiologiste discutera des stratégies de communication pour améliorer vos capacités d'écoute et réduire l'impact de la perte auditive dans diverses situations.

Rendez-vous de suivi : L'audiologiste planifiera des rendez-vous de suivi pour suivre vos progrès, apporter les ajustements nécessaires à vos aides auditives et répondre à toutes vos préoccupations ou questions.

Tout au long du processus d'évaluation des aides auditives, votre audiologiste travaillera en étroite collaboration avec vous pour garantir que vos aides auditives sont correctement ajustées, programmées et ajustées pour fournir des performances auditives optimales et améliorer votre qualité de vie globale.

Programmation de vos aides auditives

La programmation de vos aides auditives est une étape cruciale dans le processus d'optimisation de votre expérience auditive et de garantie qu'elles fonctionnent efficacement pour répondre à votre perte auditive spécifique. Cela implique d'ajuster les réglages et les paramètres de l'aide auditive pour les aligner sur vos besoins et préférences auditives uniques.

Importance de la programmation des aides auditives :

Une bonne programmation des aides auditives est essentielle pour plusieurs raisons :

1. Améliore la qualité du son : la programmation garantit que l'amplification et le traitement du son sont adaptés à votre perte auditive individuelle, offrant ainsi une expérience d'écoute plus naturelle et équilibrée.

2. Améliore la compréhension de la parole : en ajustant le gain et la réponse en fréquence, les aides

auditives peuvent être programmées pour améliorer l'intelligibilité de la parole, facilitant ainsi la compréhension des conversations dans divers environnements.

3. Réduit le feedback : la programmation peut minimiser ou éliminer le feedback, un sifflement ou un bourdonnement qui se produit lorsque le son amplifié s'échappe du conduit auditif et rentre dans le microphone.

4. Écoute personnalisée : la programmation permet de personnaliser les paramètres de

l'aide auditive en fonction de vos préférences individuelles et de vos besoins d'écoute, tels que le réglage du volume, la réduction du bruit et les microphones directionnels.

Étapes impliquées dans la programmation des aides auditives :

Le processus de programmation des aides auditives implique généralement les étapes suivantes :

1. Évaluation initiale : L'audiologiste examinera les résultats de vos tests auditifs, vos

antécédents médicaux et les facteurs liés à votre mode de vie pour comprendre votre perte auditive et vos problèmes de communication.

2. Sélection des aides auditives : sur la base de votre évaluation, l'audiologiste vous recommandera des styles et des caractéristiques d'aides auditives appropriées qui correspondent à vos besoins.

3. Mesures du conduit auditif : des empreintes auriculaires ou des mesures du conduit auditif peuvent être prises pour créer des embouts ou des écouteurs

personnalisés pour un ajustement parfait et confortable.

4. Logiciel de programmation : L'audiologiste utilisera un logiciel de programmation spécialisé pour ajuster les différents paramètres de vos aides auditives.

5. Optimisation du son : L'audiologiste affine l'amplification, la réponse en fréquence et d'autres paramètres pour optimiser la qualité du son et améliorer l'intelligibilité de la parole.

6. Mesure dans l'oreille réelle : Dans certains cas, des techniques

de mesure dans l'oreille réelle peuvent être utilisées pour vérifier les performances des aides auditives dans votre conduit auditif réel.

7. Réduction du Larsen : L'audiologiste ajuste les paramètres du microphone et les algorithmes d'annulation du Larsen pour minimiser ou éliminer le Larsen.

8. Personnalisation : L'audiologiste travaillera avec vous pour personnaliser les paramètres de l'aide auditive en fonction de vos préférences, de

vos environnements d'écoute et de vos besoins spécifiques.

9. Vérification et raffinement : L'audiologiste vérifiera l'efficacité de la programmation au moyen de tests d'écoute et de scénarios réels. Des ajustements peuvent être apportés au besoin.

10. Formation et éducation : L'audiologiste vous fournira une formation complète sur la façon d'utiliser et d'entretenir efficacement vos aides auditives.

Surveillance et ajustements continus :

La programmation des aides auditives est un processus continu qui peut nécessiter des ajustements au fil du temps, à mesure que vos besoins auditifs évoluent ou que les environnements d'écoute changent. Des rendez-vous de suivi réguliers avec votre audiologiste sont essentiels pour garantir des performances auditives optimales et répondre à toutes vos préoccupations ou questions.

Prendre soin de vos aides auditives

Un entretien et un entretien approprié de vos aides auditives sont essentiels pour prolonger leur durée de vie, garantir des performances optimales et éviter des réparations coûteuses. Voici quelques conseils essentiels pour prendre soin de vos aides auditives :

1. Nettoyage quotidien :

Nettoyez l'extérieur : utilisez un chiffon doux et humide pour essuyer l'extérieur de vos aides auditives, en éliminant toute saleté, poussière ou accumulation de cérumen.

Nettoyer les embouts ou les écouteurs : Retirez et nettoyez régulièrement les embouts ou les écouteurs pour éviter l'accumulation de cérumen. Utilisez un outil pour enlever la cire ou du savon doux et de l'eau.

Nettoyez le microphone et le compartiment à piles : nettoyez délicatement l'ouverture du microphone et le compartiment à piles pour garantir un bon fonctionnement.

2. Manipulation avec précaution :

Manipulez-les avec précaution : évitez de laisser tomber ou de mal manipuler vos aides auditives, car cela pourrait endommager des composants délicats.

Rangez-les correctement : lorsqu'elles ne sont pas utilisées, rangez vos aides auditives dans leur étui de transport pour les protéger de la poussière, de l'humidité et des dommages.

Tenir à l'écart des températures extrêmes : évitez d'exposer vos aides auditives à une chaleur ou un froid extrême, car cela peut affecter leurs performances.

3. Protection contre l'humidité :

Minimiser l'exposition à l'humidité : gardez vos aides auditives à l'écart de l'eau, de la sueur et de l'humidité. Retirez-les avant de prendre une douche, de nager ou de vous livrer à des activités susceptibles de les exposer à l'humidité.

Utilisez un déshumidificateur : pensez à utiliser un kit de déshumidification ou un étui de rangement pour éliminer l'humidité de vos aides auditives lorsqu'elles ne sont pas utilisées.

4. Entretien de la batterie :

Utilisez le type de pile approprié : utilisez uniquement le type de pile recommandé par votre audiologiste.

Changez les piles régulièrement : changez les piles rapidement lorsqu'elles sont faibles pour maintenir des performances optimales.

Stockez correctement les batteries : stockez les batteries de rechange dans un endroit frais et sec, à l'abri des températures extrêmes.

5. Entretien régulier :

Planifiez des contrôles réguliers : consultez votre audiologiste pour des contrôles et un nettoyage réguliers afin de vous assurer que vos aides auditives fonctionnent correctement et sont ajustées si nécessaire.

Résolvez les problèmes rapidement : si vous remarquez des problèmes avec vos aides auditives, tels qu'une diminution de la qualité du son ou un retour d'information, contactez immédiatement votre audiologiste.

6. Suivez les instructions de l'audiologiste :

Respectez les recommandations de l'audiologiste : suivez attentivement les instructions et les recommandations fournies par votre audiologiste concernant l'entretien et la maintenance des aides auditives.

En suivant ces conseils simples d'entretien et de maintenance, vous pouvez prolonger la durée de vie de vos aides auditives, optimiser leurs performances et garantir une expérience auditive plus agréable.

VIVRE AVEC UNE AIDE AUDITIVE

S'habituer au port d'appareils auditifs

S'habituer au port d'appareils auditifs peut prendre du temps et des efforts, mais avec de la patience et de la pratique, vous pouvez surmonter les premiers défis et profiter des avantages d'une meilleure audition. Voici quelques conseils pour vous habituer à vos aides auditives :

1. Commencez lentement : commencez par porter vos aides auditives pendant de courtes

périodes, en augmentant progressivement la durée de port chaque jour. Cela permettra à vos oreilles et à votre cerveau de s'adapter aux nouveaux sons et sensations.

2. Portez-les dans des environnements calmes : Dans un premier temps, portez vos aides auditives dans des environnements calmes où il y a moins de bruit de fond. Cela vous aidera à vous concentrer sur les sons amplifiés et à avoir une meilleure idée de leur fonctionnement.

3. Entraînez-vous avec des sons familiers : écoutez des sons familiers, tels que de la musique, la télévision ou des livres audio, pour aider votre cerveau à s'adapter aux nouvelles informations auditives.

4. Ajustez les paramètres avec votre audiologiste : Travaillez avec votre audiologiste pour ajuster les paramètres de vos aides auditives afin d'optimiser la qualité du son et de répondre à toutes vos préoccupations spécifiques.

5. Soyez patient et persévérant : Il faut du temps à votre cerveau pour réapprendre à traiter le son

et à s'adapter aux aides auditives. Ne vous découragez pas si vous rencontrez des difficultés initiales ; soyez patient et continuez à pratiquer.

6. Recherchez du soutien et des conseils : discutez de vos expériences et de vos préoccupations avec votre audiologiste, vos amis, votre famille ou des groupes de soutien. Ils peuvent fournir de précieux commentaires et encouragements.

7. Utilisez des accessoires pour aides auditives : pensez à utiliser des accessoires pour aides auditives, tels que des contours

d'oreille, des télécommandes ou des applications pour smartphone, pour améliorer votre expérience auditive et faciliter les réglages.

8.   Portez-les régulièrement : essayez de porter vos aides auditives de manière constante tout au long de la journée, même dans des environnements calmes. Cela aidera votre cerveau à continuer de s'adapter et d'améliorer votre audition au fil du temps.

9. Communiquez avec les autres : faites savoir à vos amis, à votre famille et à vos collègues que vous vous habituez à porter des aides

auditives. Ils peuvent être plus compréhensifs et patients s'ils savent à quoi s'attendre.

10. Profitez des avantages : à mesure que vous vous habituerez à vos aides auditives, vous commencerez à remarquer de nombreux avantages, tels qu'une meilleure compréhension de la parole, une réduction de la fatigue auditive et un plus grand sentiment de connexion avec votre environnement.

N'oubliez pas que s'habituer aux aides auditives est un voyage, pas une destination. Soyez patient, persévérant et travaillez en étroite collaboration avec votre audiologiste pour optimiser votre expérience auditive et profiter des bienfaits de la redécouverte du monde sonore.

Communiquer avec les autres lorsque vous portez des aides auditives

Communiquer avec les autres peut être difficile lorsque vous portez des aides auditives, mais il existe plusieurs stratégies que vous pouvez utiliser pour optimiser votre communication et la rendre plus facile à comprendre et à comprendre. Voici quelques conseils pour communiquer efficacement avec les aides auditives :

1.   Positionnez-vous stratégiquement : lorsque vous parlez à quelqu'un, placez-vous face à face et légèrement sur le côté de sa bouche. Cela vous aidera à voir leurs expressions faciales et leurs mouvements de lèvres, ce qui peut fournir des indices supplémentaires pour faciliter la compréhension.

2. Demandez de la clarté : N'hésitez pas à demander à l'orateur de répéter ou de reformuler quelque chose si vous ne l'avez pas bien compris. La

plupart des gens sont compréhensifs et prêts à s'adapter à votre perte auditive.

3. Contrôlez le bruit de fond : choisissez autant que possible un environnement calme pour les conversations. Si vous vous trouvez dans un endroit bruyant, essayez de trouver un endroit plus calme ou demandez à l'orateur de se déplacer vers un endroit plus calme.

4. Utilisez des repères visuels : en plus d'écouter, faites attention aux expressions faciales, au langage corporel et aux gestes de l'orateur. Ces repères visuels peuvent

fournir un contexte supplémentaire et vous aider à comprendre leur signification.

5. Faites des pauses : Si vous vous sentez dépassé ou fatigué pendant une conversation, faites une courte pause pour reposer vos oreilles et vous ressourcer. Faites savoir à l'orateur que vous avez besoin d'une pause et reprenez la conversation lorsque vous êtes prêt.

6. Utilisez des appareils fonctionnels : envisagez d'utiliser des appareils fonctionnels pour l'écoute, comme un casque ou une bobine téléphonique, dans les

lieux publics comme les théâtres, les conférences ou les lieux de culte. Ces appareils peuvent amplifier le son directement dans vos aides auditives, améliorant ainsi votre capacité à comprendre.

7. Éduquez les autres : informez vos amis, votre famille et vos collègues de votre perte auditive et de la manière dont ils peuvent communiquer efficacement avec vous. Expliquez vos défis et préférences spécifiques pour les aider à comprendre comment vous accueillir au mieux.

8. Rejoignez des groupes de soutien : connectez-vous avec

d'autres personnes souffrant de perte auditive via des groupes de soutien ou des forums en ligne. Partager des expériences et des stratégies avec d'autres personnes peut fournir des informations et un soutien précieux.

9. Soyez patient et assertif : communiquez vos besoins et vos préférences de manière claire et affirmée aux autres. N'hésitez pas à demander des ajustements ou des aménagements pour vous assurer de pouvoir participer pleinement aux conversations et aux activités.

10. Adoptez la technologie : utilisez la technologie pour améliorer votre communication, par exemple en utilisant des applications de vidéoconférence ou de sous-titrage en temps réel, qui peuvent fournir des repères visuels et une assistance supplémentaires.

N'oubliez pas qu'une communication efficace est une voie à double sens. En employant ces stratégies, vous pouvez vous permettre de communiquer plus efficacement avec les autres et de profiter d'interactions plus significatives.

Conseils aux personnes âgées utilisant des appareils auditifs dans différentes situations

Les aides auditives peuvent être un outil précieux pour les personnes âgées, les aidant à améliorer leur audition et leur communication dans diverses situations. Voici quelques conseils pour les personnes âgées utilisant des aides auditives dans différents contextes :

À la maison:

1. Minimiser le bruit de fond : baissez la télévision, la radio ou d'autres sources de bruit de fond

lorsque vous avez des conversations.

2. Choisissez des environnements calmes : Optez pour des zones calmes de votre maison pour les conversations importantes, comme un salon ou une chambre.

3. Communication face à face : placez-vous face à face avec l'orateur pour utiliser les repères visuels et les mouvements des lèvres.

4. Demandez des éclaircissements : N'hésitez pas à demander aux autres de répéter ou de reformuler

quelque chose si vous ne l'avez pas bien compris.

Dans les restaurants :

1. Choisissez des endroits calmes : demandez une table éloignée des zones bruyantes comme la cuisine ou les allées très fréquentées.

2. Informez l'hôte : informez l'hôte ou le serveur que vous portez des aides auditives afin qu'il puisse parler clairement et à un rythme modéré.

3. Conversations en face à face : engagez des conversations en face

à face avec vos compagnons de table.

4. Minimiser le bruit de fond : demandez au personnel de baisser la musique ou la télévision si cela interfère avec votre capacité à entendre.

Lors des rassemblements sociaux :

1. Positionnez-vous stratégiquement : asseyez-vous près de l'enceinte ou dans un endroit calme où vous pouvez bien entendre.

2. Impliquez plusieurs personnes : engagez-vous dans des conversations en petits groupes plutôt que dans des discussions en grand groupe.

3. Faites des pauses : Si vous vous sentez dépassé ou fatigué, faites des pauses dans les conversations pour reposer vos oreilles.

4. Utilisez des appareils fonctionnels : envisagez d'utiliser des appareils fonctionnels pour l'écoute, comme un casque ou une bobine téléphonique, pour amplifier le son directement dans vos aides auditives.

Dans des lieux publics:

1. Choisissez des endroits calmes : Lorsque cela est possible, optez pour des zones plus calmes dans les lieux publics, comme les bibliothèques ou les parcs.

2. Communiquez en toute confiance : Parlez clairement, à un rythme modéré, face à la personne à qui vous vous adressez.

3. Demandez de l'aide : N'hésitez pas à demander de l'aide au personnel ou aux bénévoles si vous avez besoin de directives ou d'aide.

4. Utiliser la technologie : utilisez la technologie pour améliorer votre communication, par exemple en utilisant des applications de vidéoconférence ou de sous-titrage en temps réel.

CONSEILS SUPPLÉMENTAIRES :

1. Planifiez des contrôles réguliers : consultez régulièrement votre audiologiste pour des contrôles et des ajustements afin de vous assurer que vos aides auditives fonctionnent de manière optimale.

2.   Emportez des piles supplémentaires : ayez toujours des piles supplémentaires à portée de main au cas où vos aides auditives seraient faibles.

3. Nettoyez et entretenez vos aides auditives : Suivez les instructions de nettoyage et d'entretien fournies par votre audiologiste pour garder vos aides auditives en bon état.

4. Rejoignez des groupes de soutien : connectez-vous avec d'autres personnes âgées souffrant de perte auditive via des groupes de soutien ou des forums en ligne. Le partage d'expériences et de

stratégies peut fournir des informations et un soutien précieux.

5. Soyez patient et persévérant : n'oubliez pas que s'habituer au port d'appareils auditifs demande du temps et des efforts. Soyez patient avec vous-même et continuez à vous entraîner pour améliorer vos compétences en communication.

En suivant ces conseils et stratégies, les personnes âgées peuvent utiliser efficacement les aides auditives dans diverses situations, améliorant ainsi leur communication et leur qualité de vie globale.

AUTRES CONSIDÉRATIONS POUR LES AÎNÉS AYANT UNE SURDITE

Appareils d'aide à l'écoute

Les appareils d'assistance auditive (ALD) peuvent être un complément précieux aux aides auditives pour les personnes âgées malentendantes, en fournissant une amplification et une clarté sonore supplémentaires dans diverses situations. Voici quelques considérations importantes pour les personnes âgées lors du choix et de l'utilisation des ALD :

Types d'ALD :

1. ALD personnels : ce sont des appareils portables qui amplifient le son directement dans les oreilles de l'utilisateur. Ils peuvent être utilisés dans divers contextes, tels que les théâtres, les conférences et les lieux de culte.

2. Systèmes FM : ces systèmes utilisent un émetteur et un récepteur pour transmettre le son sans fil d'un haut-parleur ou d'un microphone aux aides auditives ou à un casque de l'utilisateur. Ils sont particulièrement efficaces dans les environnements bruyants.

3. Systèmes infrarouges : ces systèmes utilisent la lumière infrarouge pour transmettre le son d'une source vers un casque ou des écouteurs. Ils sont couramment utilisés dans les théâtres, les musées et autres lieux publics.

4. Boucles d'induction audio : également connues sous le nom de bobines en T, ces boucles transmettent le son à travers un champ magnétique qui est capté par la bobine en T des aides auditives ou un tour de cou. Ils sont largement disponibles dans les lieux publics, tels que les

théâtres, les aéroports et les bibliothèques.

Choisir la bonne ALD :

1. Tenez compte de votre perte auditive : consultez votre audiologiste pour déterminer le type et la gravité de votre perte auditive. Ils peuvent vous recommander les ALD les plus adaptés à vos besoins spécifiques.

2. Évaluez votre style de vie : réfléchissez aux environnements et aux situations dans lesquels vous avez le plus besoin d'une aide auditive. Cela vous aidera à choisir

les ALD les plus adaptées à votre style de vie.

3. Testez et comparez : si possible, essayez différents ALD pour évaluer leur qualité sonore, leur confort et leur facilité d'utilisation.

4. Demandez conseil à un professionnel : travaillez en étroite collaboration avec votre audiologiste pour sélectionner, programmer et ajuster les ALD afin de garantir qu'ils fonctionnent efficacement avec vos aides auditives.

Utiliser efficacement les ALD :

1. Apprenez le fonctionnement : Familiarisez-vous avec les instructions et les commandes de vos ALD pour les utiliser efficacement.

2. Positionnez le récepteur : Placez le récepteur ou le casque à proximité de vos aides auditives ou de votre bobine en T pour garantir une réception sonore optimale.

3. Ajustez les paramètres : ajustez le volume et les autres paramètres en fonction de votre niveau de confort et de votre environnement d'écoute.

4. Demandez de l'aide : N'hésitez pas à demander de l'aide au personnel ou aux bénévoles si vous rencontrez des difficultés à utiliser les ALD dans les lieux publics.

5. Combinez avec des aides auditives : utilisez les ALD en conjonction avec vos aides auditives pour un bénéfice maximal, en particulier dans les environnements d'écoute difficiles.

6. Entretien régulier : Entretenez vos ALD selon les instructions du

fabricant pour garantir leur longévité et leurs performances.

En examinant attentivement ces facteurs et en utilisant efficacement les ALD, les personnes âgées malentendantes peuvent améliorer leur expérience auditive et améliorer leur communication dans divers contextes.

PERTE AUDITIVE ET ACOUPÈNES

La perte auditive et les acouphènes sont deux affections courantes qui s'influencent souvent mutuellement. La perte auditive est une incapacité partielle ou totale d'entendre les sons, tandis que les acouphènes sont la perception de bourdonnements, de bourdonnements ou de sifflements dans les oreilles ou la tête.

Prévalence de la perte auditive et des acouphènes

La perte auditive est une maladie répandue qui touche environ 5 % de la population aux États-Unis. Les acouphènes sont également courants, on estime que 15 à 20 % des personnes en souffrent à un moment donné de leur vie.

Lien entre la perte auditive et les acouphènes

Il existe un lien étroit entre la perte auditive et les acouphènes. En fait, environ 90 % des personnes souffrant d'acouphènes souffrent également d'une perte auditive. La raison exacte de ce lien n'est pas entièrement comprise, mais on pense que les dommages causés aux cellules ciliées de l'oreille interne, responsables de l'audition, peuvent également entraîner des acouphènes.

Symptômes de perte auditive et d'acouphènes

Les symptômes de la perte auditive et des acouphènes peuvent varier en fonction de la gravité de la maladie. Les symptômes de la perte auditive peuvent inclure :

Difficulté à comprendre la parole, surtout dans les environnements bruyants

Besoin d'augmenter le volume de la télévision ou de la radio

Demander aux gens de se répéter souvent

L'impression que les gens marmonnent

Les symptômes des acouphènes peuvent inclure :

Entendre des bourdonnements, des bourdonnements ou des sifflements dans les oreilles ou la tête

Les sons peuvent aller et venir ou être constants

Les sons peuvent être forts ou faibles

Les sons peuvent être aigus ou graves

Traitements de la perte auditive et des acouphènes

Il n'existe aucun remède contre la perte auditive ou les acouphènes, mais il existe des traitements qui peuvent aider à gérer les symptômes. Pour la perte auditive, les options de traitement peuvent inclure :

Appareils auditifs : Les appareils auditifs peuvent amplifier les sons et faciliter l'audition.

Implants cochléaires : les implants cochléaires sont des dispositifs implantés chirurgicalement qui peuvent procurer une sensation d'audition aux personnes souffrant d'une perte auditive sévère.

Pour les acouphènes, les options de traitement peuvent inclure :

Thérapie sonore : La thérapie sonore consiste à utiliser le son pour masquer ou distraire les sons des acouphènes.

Thérapie cognitivo-comportementale (TCC) : la TCC peut aider les personnes souffrant d'acouphènes à modifier leurs schémas de pensée et leurs réactions aux sons des acouphènes.

Médicaments : Certains médicaments peuvent être utilisés pour aider à réduire la gravité des acouphènes.

Vivre avec une perte auditive et des acouphènes

Vivre avec une perte auditive ou des acouphènes peut être difficile, mais il existe des moyens de gérer les symptômes et d'améliorer votre qualité de vie. Voici quelques conseils:

Faites des tests auditifs réguliers : des tests auditifs réguliers peuvent aider à détecter précocement la perte auditive et permettre une intervention rapide.

Utilisez des appareils auditifs ou d'autres appareils fonctionnels : Les appareils auditifs et autres appareils fonctionnels peuvent vous aider à mieux entendre et à communiquer plus efficacement.

Rejoignez un groupe de soutien : Il existe de nombreux groupes de soutien disponibles pour les personnes souffrant de perte auditive et d'acouphènes. Ces groupes peuvent vous fournir des informations, du soutien et de l'amitié.

Apportez des changements à votre mode de vie : certains changements dans votre mode de vie, comme réduire le stress et éviter la caféine, peuvent aider à réduire la gravité des acouphènes.

Si vous craignez une perte auditive ou des acouphènes, parlez-en à votre médecin ou à un audiologiste. Ils peuvent vous aider à déterminer la cause de vos symptômes et vous recommander les meilleures options de traitement.

SURDITE ET SANTÉ MENTALE

La perte auditive peut avoir un impact significatif sur la santé mentale, augmentant le risque de divers problèmes de santé mentale. Voici un aperçu complet du lien entre la perte auditive et la santé mentale :

Impact de la perte auditive sur la santé mentale :

La perte auditive peut nuire au bien-être mental en raison des défis sociaux, de communication et émotionnels qu'elle présente.

Voici quelques-unes des façons dont la perte auditive peut avoir un impact sur la santé mentale :

1. Isolement social : La perte auditive peut conduire à l'isolement social et à la solitude, car les individus peuvent éviter les interactions sociales en raison de difficultés à entendre ou à comprendre les conversations.

2. Défis de communication : Les obstacles à la communication causés par la perte auditive peuvent entraîner de la frustration, de l'anxiété et un sentiment de déconnexion des autres.

3. Réduction de l'estime de soi : La perte auditive peut avoir un impact négatif sur l'estime de soi et la confiance en soi, conduisant à un sentiment d'incapacité et à un retrait social.

4. Problèmes de santé mentale : La perte auditive est associée à un risque accru de développer des problèmes de santé mentale tels que la dépression, l'anxiété et la démence.

5. Troubles du sommeil : Les acouphènes, un symptôme courant de la perte auditive, peuvent interférer avec le

sommeil, entraînant fatigue, irritabilité et sautes d'humeur.

Facteurs exacerbant l'impact :

Plusieurs facteurs peuvent exacerber l'impact de la perte auditive sur la santé mentale :

1. Gravité de la perte auditive : Plus la perte auditive est grave, plus l'impact potentiel sur la santé mentale est important.

2. Âge d'apparition : Une perte auditive qui survient plus tôt dans la vie peut avoir un impact plus

important sur le développement de la santé mentale.

3.   Mécanismes d'adaptation individuels : Les individus dotés de mécanismes d'adaptation moins efficaces peuvent être plus sensibles aux effets négatifs de la perte auditive.

4. Soutien social : Le manque de soutien social et de compréhension de la part de la famille et des amis peut aggraver l'impact de la perte auditive.

Stratégies pour atténuer l'impact :

Heureusement, il existe plusieurs stratégies qui peuvent aider à atténuer l'impact négatif de la perte auditive sur la santé mentale :

1.   Demander l'aide d'un professionnel : consulter un audiologiste peut fournir un diagnostic, des recommandations en matière d'aides auditives et des conseils.

2. Utilisation de la technologie d'assistance : Les aides auditives, les implants cochléaires et autres appareils d'assistance peuvent améliorer l'audition et réduire les obstacles à la communication.

3. Rejoindre des groupes de soutien : Se connecter avec d'autres personnes malentendantes peut apporter un soutien émotionnel et une compréhension.

4. Maintenir les liens sociaux : Faire un effort pour maintenir les interactions sociales peut combattre l'isolement et améliorer le bien-être mental.

5. S'adonner à des passe-temps et à des activités : participer à des activités agréables peut donner un but et réduire le stress.

6. Rechercher un soutien en matière de santé mentale : Si vous rencontrez des problèmes de santé mentale, demander des conseils ou une thérapie professionnelle peut être bénéfique.

La perte auditive peut avoir un impact profond sur la santé mentale, mais avec des stratégies de diagnostic, de traitement et de soutien appropriées, les individus peuvent gérer leur perte auditive et améliorer leur bien-être général. En relevant les défis sociaux, de communication et émotionnels associés à la perte auditive, les individus peuvent conserver une attitude mentale positive et profiter d'une vie épanouie.

Plaidoyer pour les personnes âgées malentendantes

La défense des intérêts des personnes âgées malentendantes est essentielle pour garantir qu'elles aient accès aux ressources, aux services et au soutien dont elles ont besoin pour vivre une vie épanouie et indépendante. Il s'agit de sensibiliser à la perte auditive, de promouvoir l'accessibilité et de plaider en faveur de politiques qui répondent aux besoins des personnes âgées malentendantes.

Importance du plaidoyer :

La défense des intérêts des personnes âgées malentendantes est essentielle pour plusieurs raisons :

1. Sensibilisation : La perte auditive est souvent négligée ou stigmatisée, il est donc crucial de sensibiliser le public à sa prévalence, son impact et ses solutions potentielles.

2. Améliorer l'accessibilité : les défenseurs peuvent œuvrer pour

rendre les espaces et les services publics plus accessibles aux personnes malentendantes, notamment en fournissant des boucles auditives, des services de sous-titrage et d'interprétation en langue des signes.

3. Promotion des technologies d'assistance : les défenseurs peuvent promouvoir l'utilisation d'appareils d'assistance auditive et d'appareils auditifs, garantissant ainsi que les personnes âgées ont accès à la technologie dont elles ont besoin pour entendre efficacement.

4. Influencer les politiques : le plaidoyer peut influencer les décisions politiques aux niveaux local, étatique et fédéral pour soutenir les programmes, le financement et la recherche liés à la perte auditive chez les personnes âgées.

5. Autonomisation des personnes âgées : Le plaidoyer peut permettre aux personnes âgées malentendantes d'exprimer leurs préoccupations, de défendre leurs besoins et de participer pleinement à la société.

Stratégies pour un plaidoyer efficace :

Un plaidoyer efficace en faveur des personnes âgées malentendantes implique une approche à multiples facettes :

1. Éducation et sensibilisation : Éduquer le public, les décideurs politiques et les professionnels de la santé sur la perte auditive, son impact et les ressources disponibles.

2. Collaboration et partenariats : Collaborer avec des organisations au service des personnes âgées, des groupes de défense des personnes atteintes de perte auditive et des prestataires de

soins de santé pour amplifier la voix des personnes âgées malentendantes.

3. Engagement communautaire : s'engager auprès de la communauté pour sensibiliser, organiser des événements et promouvoir le dépistage et la prévention de la perte auditive.

4. Plaidoyer politique : plaider en faveur de politiques qui soutiennent l'accès aux soins auditifs, aux technologies d'assistance et à un logement abordable pour les personnes âgées malentendantes.

5. Soutien aux personnes âgées : Fournir un soutien direct aux personnes âgées souffrant de perte auditive, y compris une aide à la navigation dans les ressources, à l'accès aux services et à l'utilisation de technologies d'assistance.

Exemples d'initiatives de plaidoyer :

Voici quelques exemples d'initiatives de défense des intérêts des personnes âgées malentendantes :

1. Promouvoir les programmes de dépistage de la perte auditive :

Plaider pour la mise en œuvre de programmes de dépistage de la perte auditive dans les établissements de soins de santé et les centres communautaires.

2. Soutenir l'abordabilité des aides auditives : plaider en faveur de politiques qui rendent les aides auditives plus abordables, comme une couverture d'assurance et des allégements fiscaux.

3. Promouvoir les appareils d'assistance à l'écoute : encourager l'installation de boucles auditives et de services de sous-titrage dans les lieux publics,

tels que les théâtres, les bibliothèques et les lieux de culte.

4. Soutenir la recherche sur la perte auditive : Plaider pour un financement accru de la recherche sur la prévention, le traitement et la réadaptation de la perte auditive.

5. Assurer l'accessibilité au logement : plaider en faveur de codes de construction et de politiques de logement qui rendent les logements accessibles aux personnes malentendantes.

6. Promotion d'événements de sensibilisation à la perte auditive :

Organisez des événements et des campagnes pour sensibiliser à la perte auditive, à son impact et aux ressources disponibles.

7. S'engager auprès des décideurs politiques : assister aux assemblées publiques, contacter les élus et participer aux audiences publiques pour plaider en faveur de politiques qui soutiennent les personnes âgées malentendantes.

8. Soutenir les organisations de défense : faites un don et faites du bénévolat auprès d'organisations dédiées à la défense de la perte auditive chez les personnes âgées.

En mettant en œuvre ces stratégies et en s'engageant dans des initiatives de plaidoyer, les individus, les organisations et les communautés peuvent faire une différence significative dans la vie des personnes âgées malentendantes, en garantissant qu'elles disposent du soutien et des ressources dont elles ont besoin pour s'épanouir.

GLOSSAIRE DES TERMES D'AUDIENCE

Voici un glossaire des termes courants liés à l'audition :

Audiogramme : graphique qui montre les résultats d'un test auditif. Il mesure les sons les plus doux qu'une personne puisse entendre à différentes hauteurs.

Neuropathie auditive : affection qui affecte les voies nerveuses qui relient l'oreille interne au cerveau. Cela peut entraîner des problèmes d'audition et d'équilibre.

Appareil d'assistance à l'écoute (ALD) : Un appareil qui aide les personnes malentendantes à mieux entendre. Les ALD peuvent être utilisés dans divers contextes, tels que les théâtres, les conférences et les lieux de culte.

Cochlée : Structure en forme d'escargot dans l'oreille interne qui est responsable de l'audition.

Surdité conductrice : Type de perte auditive qui survient lorsque le son ne peut pas voyager correctement à travers l'oreille moyenne. Cela peut être causé par divers facteurs, tels qu'une accumulation de cérumen, une infection ou une tumeur.

Décibel (dB) : Unité de mesure utilisée pour exprimer l'intensité du son.

Sourd : Personne qui souffre d'une perte auditive sévère ou profonde.

Technicien en retrait du cérumen : Un professionnel de la santé spécialisé dans l'élimination du cérumen.

Tympan : fine membrane qui sépare l'oreille externe de l'oreille moyenne.

Trompe d'Eustache : Petit tube qui relie l'oreille moyenne à l'arrière du nez et de la gorge. Cela aide à égaliser la pression dans l'oreille moyenne.

Malentendant : Personne qui souffre d'une perte auditive légère ou modérée.

Appareil auditif : Appareil électronique qui amplifie le son et facilite l'audition.

Chien auditif : un chien dressé qui aide les personnes malentendantes en les alertant des sons, tels que les coups à la porte et les sonneries de téléphone.

Boucle auditive : système qui transmet le son directement aux aides auditives ou aux bobines en T, qui sont de minuscules aimants pouvant être implantés dans l'oreille interne.

Perte auditive : Incapacité partielle ou totale d'entendre.

Oreille interne : partie de l'oreille qui contient la cochlée et d'autres structures responsables de l'audition.

Interprète-Langue des signes
: Personne qui traduit la langue
parlée en langue des signes.

Irrigation : Une procédure qui
utilise de l'eau pour éliminer le
cérumen.

**Sons de faible intensité
produits par l'oreille interne** :
ces sons sont appelés émissions
otoacoustiques (OAE) et peuvent
être mesurés à l'aide d'un
microphone sensible placé dans le
conduit auditif.

Oreille externe : Partie de
l'oreille visible à l'extérieur de la
tête. Il comprend le pavillon (la

partie charnue de l'oreille), le conduit auditif et le tympan.

Pavillon : Partie charnue de l'oreille visible à l'extérieur de la tête. On l'appelle également oreillette.

Surdité de perception : type de perte auditive qui survient lorsque les cellules ciliées de la cochlée ou les nerfs qui transportent le son de la cochlée au cerveau sont endommagés.

Audiométrie vocale : test auditif qui mesure la capacité d'une personne à comprendre la parole.

Acouphène : perception de bourdonnements, de bourdonnements ou de sifflements dans les oreilles ou la tête.

Bobine en T : Un petit aimant qui peut être implanté dans l'oreille interne. Il peut être utilisé pour recevoir le son des boucles auditives.

Membrane tympanique : Autre nom du tympan.